LES MINEURS

ET

L'ANÉMIE

Communication faite à la Société de l'INDUSTRIE MINÉRALE

DANS LA SÉANCE TENUE A MONTLUÇON, LE 20 JANVIER 1884,

Par le Dr Paul FABRE,

MÉDECIN DES MINES DE COMMENTRY.

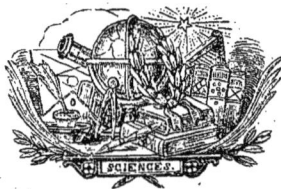

PARIS

H. LAUWEREYNS, Libraire-Éditeur. G. STEINHEIL, Successeur

2, RUE CASIMIR-DELAVIGNE, 2.

1884

LES MINEURS & L'ANÉMIE

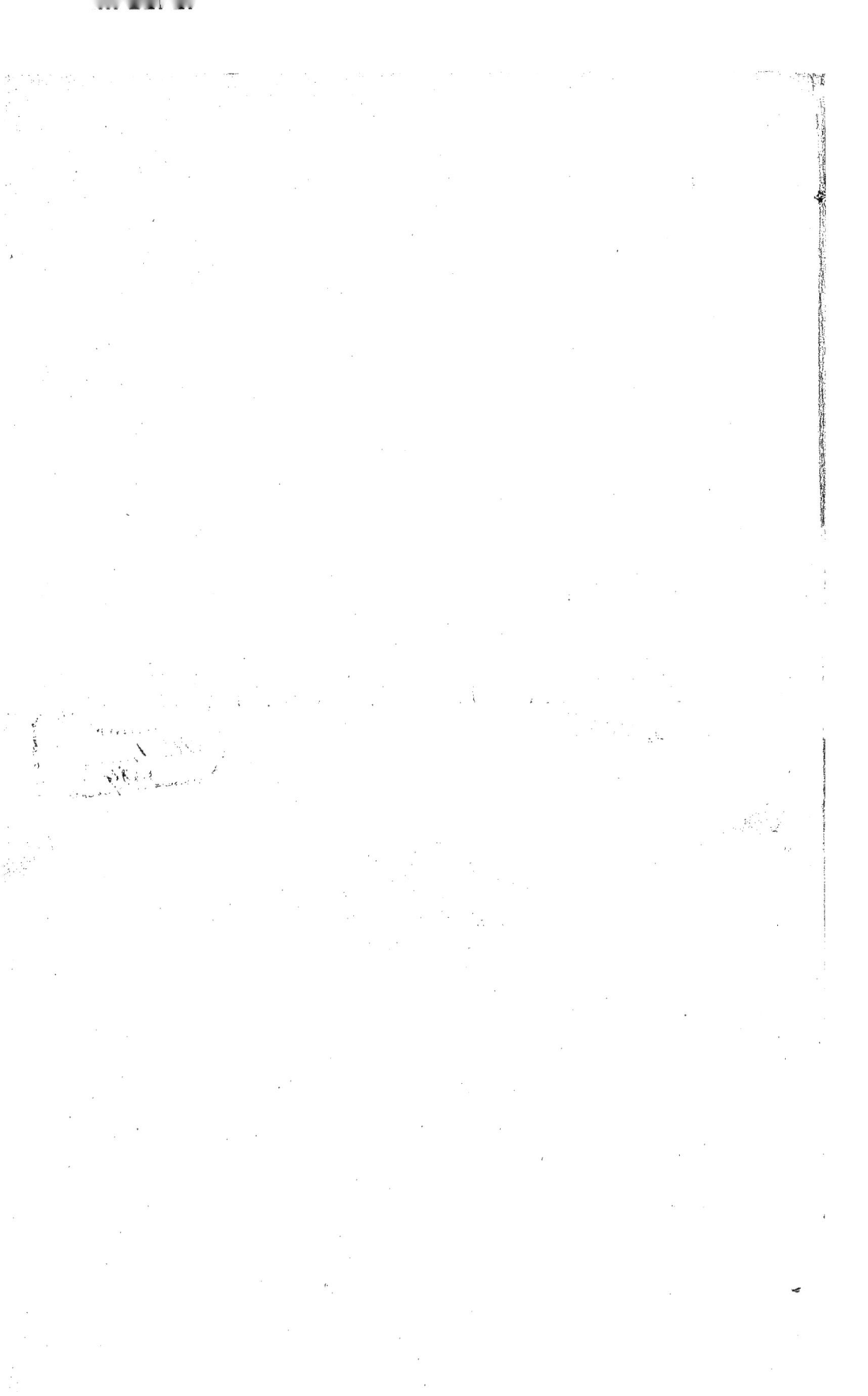

LES MINEURS

ET

'L'ANÉMIE

Communication faite à la Société de l'INDUSTRIE MINÉRALE

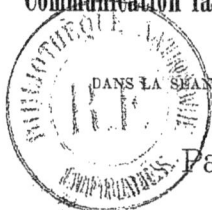

DANS LA SÉANCE TENUE A MONTLUÇON, LE 20 JANVIER 1884,

Par le Dr PAUL FABRE,

MÉDECIN DES MINES DE COMMENTRY.

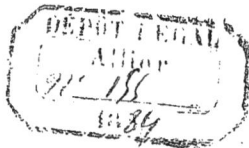

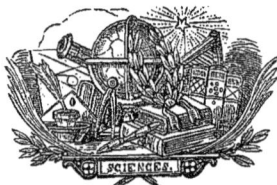

PARIS

H. LAUWEREYNS, Libraire-Éditeur. G. STEINHEIL, Successeur

2, RUE CASIMIR-DELAVIGNE, 2,

1884

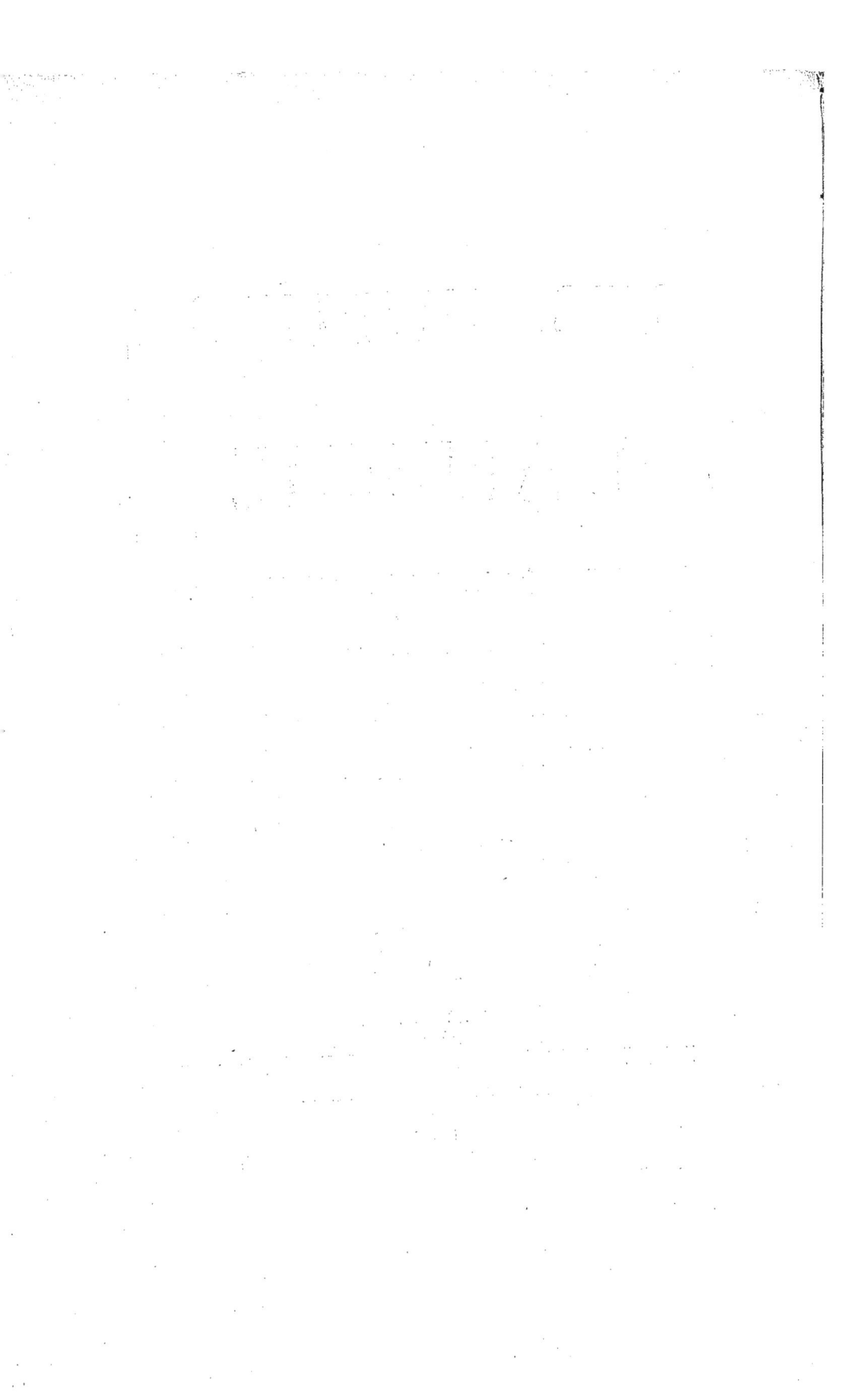

LES MINEURS ET L'ANÉMIE

Messieurs,

Vous voudrez bien m'excuser, si dans le petit travail que je vais vous communiquer, j'emploie souvent les mots : *je* et *moi*, ce *moi* que Pascal trouvait si haïssable.

Mais lorsqu'il s'agit d'études absolument personnelles, il me semble qu'il sied peu à un chercheur isolé de prendre le ton dogmatique, de dire : ce fait se passe comme ceci, il est dû à cela. A quoi bon formuler des sortes de décrets que le lendemain se charge de casser ou d'annuler !

N'est-ce-pas, en somme, une sorte de modestie scientifique que celle qui consiste à dire : Tel phénomène s'est présenté à mon observation de telle manière, je crois pouvoir en donner cette interprétation ? En ayant recours à la première personne, on n'engage donc que soi, sans escompter l'avenir. Ainsi ai-je fait.

Depuis bientôt un siècle, il a été parlé si souvent de l'anémie des mineurs que la presque totalité des gens du monde est persuadée qu'on ne peut être mineur sans être anémique. Bien plus, même parmi les hommes du métier, tant ingénieurs que médecins, sur la foi de certains mots jetés en l'air et absorbés par les oreilles complaisantes, on admet, *a priori,* une forme spéciale d'anémie propre aux mineurs, *une anémie des mineurs.*

Avant d'être appelé à venir donner mes soins aux mineurs de Commentry, je croyais moi aussi que le travail dans les mines produisait infailliblement l'anémie. Je le croyais si bien que, dès les premiers jours où j'eus à soigner des mineurs, j'ai cherché à étudier leur anémie. J'étais venu surtout pour cela.

Ma première surprise a été de ne voir pour ainsi dire pas d'anémiques. J'ai éprouvé une seconde surprise en trouvant toujours, chez les rares mineurs anémiques que j'ai eu l'occasion de rencontrer, des causes banales d'anémie plus que suffisantes pour empêcher de reporter leur état morbide sur leur profession.

Je commençai d'abord à devenir sceptique à l'endroit de l'anémie des mineurs ; néanmoins j'y croyais encore, et je me rendis à Paris pour apprendre de M. Malassez, lui-même, le maniement de son compte-globules.

Revenu à Commentry, j'eus beau compter les globules des mineurs qui me paraissaient le plus anémiques, je trouvai des chiffres normaux.

Mais nos mineurs passent 15 à 16 heures par jour en plein air. Peut-être, me disais-je, dans les mines où les ouvriers restent un plus grand nombre d'heures dans les galeries souterraines, le chiffre des globules diminue-t-il ?

Je fis alors la numération des globules chez les chevaux du fond, qui ne voient le soleil qu'à de rares intervalles, et le résultat fut tout aussi favorable aux chevaux de l'intérieur de nos mines qu'aux chevaux de l'extérieur.

Cependant, étant donné que dans le sang, ce n'est pas tant le chiffre des globules qui a de l'importance que la quantité d'hémoglobine que renferment ces globules, il se pouvait que chaque globule sanguin de mineur fut moins riche en hémoglobine et par conséquent fut doué d'une moins grande puissance d'absorption d'oxygène que les globules des personnes vivant en plein air. Je poursuivis mes recherches en joignant à l'examen par le compte-globules, l'examen par l'hémato-chromomètre, qui en mesurant la puissance colorante des globules,

les mines du Nord, du Pas-de-Calais et de la Belgique. De mes visites dans quelques chantiers du fond, de mes examens d'ouvriers, de mes questions aux médecins et aux ingénieurs, j'arrivai tout à fait convaincu que l'anémie des mineurs était un mythe ou plutôt une légende. Quelques médecins y croyaient encore cependant, mais vaguement et sans pouvoir me montrer un cas qui pût me convertir à leur croyance. On leur avait dit qu'il y avait une anémie des mineurs, ils n'auraient eu garde d'y contredire ; mais ils n'avaient pas eu l'occasion d'en observer des cas avérés.

Actuellement les médecins du Nord et du Pas-de-Calais ont enfin parlé. Grâce à l'initiative d'un des médecins les plus instruits du bassin, de M. Dransart, de Somain, qui avait adressé un questionnaire à ses collègues, nous savons qu'on ne constate pas plus de cas d'anémie chez les mineurs que chez les ouvriers de toute autre profession (1). De plus, tous les médecins de houillères qui ont répondu aux questions de M. Dransart, sont unanimes à reconnaître qu'il n'y a pas une anémie spéciale aux mineurs, et que, lorsqu'un houilleur est anémique, il

(1) Voir à la fin de ce mémoire la note communiquée par M. Dransart, à l'Association Française pour l'avancement des Sciences. (Congrès de la Rochelle, volume de 1882, p. 698).

l'est de la même manière que le commun des mortels.

Dans ces dernières années cependant, les tenants de *l'anémie des mineurs* ont trouvé une nouvelle cause de l'anémie des mineurs, car, pour le dire en passant, on s'est toujours beaucoup plus préoccupé de rechercher des causes à l'anémie des mineurs que d'assurer l'existence de cet état morbide par des observations probantes (1).

Les ankylostomes sont entrés en scène, et, dès lors, il a paru tout simple, puisqu'on avait trouvé des mineurs du Gothard qui étaient à la fois anémiques et porteurs d'ankylostomes, d'affirmer que *l'anémie des mineurs* n'était pas autre chose que de l'ankylostomiase.

Cependant on a commencé à revenir déjà de cette opinion, et les recherches de MM. Trossat et Eraud, bientôt suivies d'une communication de M. Riembauld à l'Académie de médecine, sur le même sujet, sont venues infirmer les assertions prématurées de M. Perroncito en Italie, de M. Binz en Allemagne

(1) D'après la méthode de Bacon, dans les Sciences d'observation, on doit ne rechercher la cause d'un phénomène que lorsque ce phénomène est déjà bien étudié et bien analysé (Méthode à *posteriori*). Dans la question qui nous occupe les médecins ont poursuivi la recherche des causes avant d'étudier des phénomènes qui sont restés problématiques.

et de M. Lesage en France, en démontrant qu'il y avait des mineurs anémiques n'ayant pas d'ankylos-tomes et que certains mineurs qui possédaient des ankylostomes, restaient anémiques, après avoir été débarrassés de ces helminthes. (1)

Aujourd'hui, toutefois, on se trouverait encore en présence de gens qui croient à une certaine *anémie grave des mineurs,* ainsi que l'appelle M. Riembault. De cette forme d'anémie, M. Riembault n'en n'a jamais, à ma connaissance, décrit les symp-tômes, n'en ayant parlé que d'une manière inci-dente. D'après le peu qu'il en a dit, il nous semble que l'anémie grave des mineurs de St-Etienne différerait notablement de ce que le même auteur avait jadis appelé *étiolement*. Observé spécialement chez les mineurs de Commentry ou des environs, cet étiolement ne paraissait pas être autre chose que de la cachexie paludéenne survenue chez des mineurs.

Peut-être *l'anémie grave* serait-elle particulière aux mineurs du bassin de la Loire ? Nous serions donc heureux de provoquer chez ceux de nos collègues qui habitent ce pays des recherches sur ce sujet, où, au moins, de les engager à fournir de

(1) Voir mon travail sur le Rôle des Entozoaires et en particulier des Ankylostomes dans la pathologie des mineurs, Paris, 1883.

nouveaux détails capables d'élucider une question qui intéresse, non-seulement la science, mais encore la santé d'un groupe considérable d'ouvriers.

N'est-il pas, en effet, désirable de savoir enfin si cette anémie grave ne peut pas se rattacher à l'une des variétés d'anémie secondaire auxquelles les mineurs sont le plus sujets?

Pour faciliter la réponse à cette question il m'a donc paru utile de jeter un rapide coup d'œil sur les formes d'anémie que l'on rencontre le plus souvent chez les mineurs, en rapportant ces formes aux causes qui leur donnent naissance.

I.

ANÉMIE FONCTIONNELLE ET ANOXHÉMIE

Disons d'abord un mot de ce que j'ai proposé d'appeler *l'anémie fonctionnelle*.

Que l'ouvrier séjourne trop longtemps dans un air confiné où l'acide carbonique et d'autres éléments se trouveront en trop grande abondance, des symptômes analogues à ceux de l'anémie globulaire se manifesteront, bien que chez celui-là le chiffre des globules ne soit pas diminué : sentiment de fatigue rapide, syncope, vertiges, essoufflement, palpitations, sueurs profuses, etc., etc....

Chose remarquable, on ne constate pas chez ces mineurs les bruits de souffle, tant cardiaques que vasculaires, propres à l'anémie globulaire.

Dans l'anémie globulaire c'est la diminution des globules qui provoque les symptômes de l'anémie, parce que la quantité d'oxygène absorbée par les globules se trouve également diminuée.

Dans l'anémie fonctionnelle, si les globules ne manquent pas à l'oxygène, c'est l'oxygène qui manque aux globules.

L'anoxhémie ne serait qu'une des variétés de l'anémie fonctionnelle et cette variété se rencontrerait spécialement chez les houilleurs.

Depuis les recherches de M. Fayol, on sait en effet que la houille a la propriété de soustraire à l'air ambiant une quantité relativement considérable d'oxygène, sans émettre une quantité nécessairement équivalente de gaz impropres à l'hématose.

Si chez les sujets en proie aux symptômes de l'anémie fonctionnelle les globules n'avaient pas diminué de nombre, par contre ils nous ont paru un peu plus pâles, un peu amoindris dans leur volume, comme légèrement ratatinés.

On comprend qu'il suffit à ces mineurs de passer quelques jours en plein air ou même simplement de changer de chantier pour revenir rapidement à une santé complète, car les symptômes de l'anémie fonctionnelle sont essentiellement passagers, fugaces.

II.

ANÉMIE PAR HÉMORRHAGIES TRAUMATIQUES

Une des causes les plus fréquentes de l'anémie globulaire chez les mineurs, réside dans les hémorrhagies traumatiques, mais je n'insisterai pas sur cette forme d'anémie, qui, lorsqu'elle n'est pas immédiatement fatale, disparaît en général rapidement sous l'influence d'un traitement approprié.

III.

ANÉMIE PAR SURMENAGE

Je ne ferai que signaler aussi la possibilité de la production d'une anémie par excès de travail, par épuisement musculaire.

Dans ces cas, si l'anémie est légère, il suffit d'un repos relatif pour voir les forces reparaître, et si l'anémie est grave, l'ouvrier est bientôt obligé de quitter définitivement le travail souterrain.

IV.

ANÉMIE ET ALCOOLISME

Il est, surtout dans certains centres houillers, un facteur beaucoup plus important dans la production de l'anémie : l'alcoolisme.

L'alcool agit en effet d'une double manière pour amener la destruction des globules : directement en exerçant une action altérante sur les hématies ; indirectement en entravant les fonctions de nutrition. Est-ce la perte de l'appétit suivie d'une alimentation insuffisante, ou bien est-ce la dyspepsie bientôt compliquée d'une entérite tenace qui amène l'anémie ? C'est une question oiseuse à résoudre : ces divers éléments doivent chacun jouer leur rôle.

V.

ANÉMIE PAR HELMINTHIASE

Chez les ouvriers mineurs, et particulièrement chez ceux de Commentry, l'on trouve une cause assez sérieuse d'anémie dans les ravages causés par la présence des divers helminthes intestinaux. Si je n'ai pas constaté d'ankylostomes chez nos mineurs de Commentry (1), j'ai fréquemment observé chez eux des ténias, des ascarides, des oxyures, qui provoquent souvent un état d'anémie très accentué.

(1) Je n'ai trouvé jusqu'ici d'ankylostomes (et cela tout récemment) que sur un seul mineur, travaillant, non à Commentry, mais dans une mine voisine. (Voir plus loin, à la page 18).

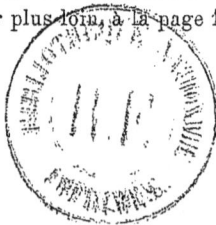

VI.

ANÉMIE PAR CACHEXIE PALUDÉENNE

Les fièvres intermittentes étaient jadis beaucoup plus fréquentes dans notre bassin qu'elles ne le sont aujourd'hui. Mais elles existent encore dans un si grand nombre de centres houillers qu'on peut considérer l'impaludisme comme l'une des causes les plus actives d'anémie chez les mineurs.

La malaria produit en effet une très rapide destruction des globules et il n'est pas nécessaire d'en être arrivé à la cachexie paludéenne pour se trouver en proie à l'anémie la plus tenace.

VII.

ANÉMIE PAR INTOXICATION

ET SPÉCIALEMENT PAR INTOXICATION PLOMBIQUE

Il existe encore des causes plus exceptionnelles d'anémie.

Ces dernières semaines je vis arriver à ma consultation un vieux mineur, âgé de 50 ans, qui depuis

28 ans travaille dans les galeries souterraines d'une houillère des environs de Commentry. Excessivement maigre, la peau d'un blanc mât, presque terreux, les conjonctives aussi bien que la muqueuse buccale complètement décolorées, cet homme m'aurait présenté le type de l'anémie vraie au degré le plus prononcé, si je n'avais pensé à quelque chose de plus grave encore. Il se plaignait de coliques atroces, il vomissait presque tous ses aliments, il accusait aussi une douleur localisée dans la fosse iliaque gauche, je songeai à l'existence possible d'un cancer. Mais j'eus beau chercher par la palpation la présence soit d'une tumeur, soit seulement de quelques nodosités, mes recherches furent vaines. Ce n'est qu'après plusieurs examens approfondis que j'ai fini par être sur la trace de la cause probable de cet état morbide.

Mon malade habite à environ 7 kilom. du point où il travaille ; il avait l'habitude d'emporter sa soupe, son vin, ses aliments, dans un bidon en fer blanc dont les soudures contiennent du plomb ; les cuillers et les divers ustensiles dont on se servait dans son ménage étaient en plomb ou contenaient au moins une forte proportion de ce métal.

Cet homme avait le liséré gingival caractéristique de l'intoxication saturnine. Les douleurs intestinales

étaient presque persistantes, la constipation était
opiniâtre ; et lorsque par des purgatifs on parvenait
à obtenir quelques garde - robes, on constatait la
présence de matières dures, noires, à formes glo-
buleuses, de vraies boules, des matières dites ovil-
lées. Le malade avait un peu de glycosurie. Je n'ai
trouvé ni albumine ni plomb dans les urines. Il
y avait de l'arthralgie dès la fin de Décembre.

Le traitement par l'iodure de potassium a déjà
amélioré la situation de cet homme, mais son état
anémique reste encore très prononcé.

J'ai procédé à l'examen microscopique de son
sang ; les deux premières numérations de globules
ne m'ont donné qu'une moyenne de 1.838.200. Les
deux dernières numérations ont fourni une moyenne
plus élevée ; j'ai trouvé 2.238.600 globules rouges
par millimètre cube de sang (le chiffre normal étant
d'environ 5.000.000).

Comme on l'a signalé dans les cas d'intoxication
saturnine, un certain nombre de globules rouges
étaient notablement augmentés de volume ; quelques
uns atteignaient et même dépassaient 9 millièmes
de millimètre.

Le nombre relatif des leucocytes m'a paru très
augmenté ; j'en ai trouvé un sur environ 200 glo-

bules rouges au lieu de un pour 500 qui est la proportion normale.

A l'hémato-chromomètre on constatait une proportion d'hémoglobine excessivement faible. La capacité respiratoire était représentée par 0^{mm3} 100 et le poids d'hémoglobine par 0 millgr. 048.

On entend dans les vaisseaux du cou à droite un bruit de souffle doux, continu, avec renforcements. Il y a aussi un léger souffle cardiaque à la base.

Les vomissements allant s'accentuant, et le malade croyant toujours à la présence des vers, je lui ai administré 24 gram. d'extrait éthéré de fougère mâle (12 gram. d'extrait et 12 gram. de poudre de rhizome, en 24 bols, à prendre d'heure en heure) ; pour le lendemain je lui ai prescrit de l'eau chloroformée (par le procédé de Beurmann) ; le surlendemain les vomissements étaient arrêtés, et les selles contenaient environ 300 ankylostomes.

Il me paraît difficile de déterminer quel rôle comparatif ont joué les ankylostomes et le saturnisme, dans cet état par trop complexe (1).

(1) Qu'il me suffise de dire que cet état est allé s'améliorant à tel point qu'aujourd'hui, six mois après l'expulsion des ankylostomes, on peut considérer cet homme comme guéri. (Août 1884).

A deux autres reprises, en 1873 et en 1877, j'ai rencontré des houilleurs qui devaient leur anémie à l'intoxication saturnine : l'un était célibataire ; l'autre un homme marié qui fut atteint après le reste de sa famille, et chez qui, d'ailleurs, les symptômes furent moins prononcés que chez sa femme et sa fille.

L'iodure de potassium, continué pendant plusieurs semaines, à la dose journalière de 0 gr. 75 centig., fit disparaître assez rapidement les signes de l'intoxication et dès lors l'anémie ne tarda pas à disparaître également, sous l'influence des toniques et des ferrugineux.

Je ne ferai que mentionner une autre forme d'anémie par intoxication, je veux parler de l'anémie consécutive à l'intoxication hydrargyrique ; cette forme, assez rare en France où l'on n'exploite pas des mines à mercure, tend d'ailleurs à diminuer de fréquence même en Espagne (à Almaden) et en Autriche (à Idria), car les précautions hygiéniques se sont beaucoup améliorées.

VIII.

ANÉMIE PAR ANTHRACOSIS PULMONAIRE.

Il me reste à signaler un autre groupe d'anémiques qui paraît être assez considérable, surtout dans les mines où la houille est plus pulvérulente qu'à Commentry (bassin de St-Etienne, bassin du Nord).

L'emphysème, les bronchites chroniques, les catarrhes pulmonaires, la dilatation des bronches, sont assez fréquents chez les mineurs. Or il suffit que le jeu de la respiration soit entravé par une cause quelconque pour que les fonctions de l'hématose soient également troublées.

Si ces divers états morbides n'étaient que passagers, ils produiraient tout simplement les symptômes de l'anémie fonctionnelle ; mais par le fait même de la chronicité et de la persistance de la gêne respiratoire les globules fonctionnent mal d'une manière continue, vivent incomplètement et finissent par diminuer de nombre.

L'accumulation des poussières charbonneuses ne me paraîtrait pas constituer par elle-même un état morbide spécial, car la houille pulvérulente n'exerce aucune action irritante directe sur la muqueuse des voies respiratoires.

L'anthracosis pulmonaire ne serait donc pas autre chose qu'un état anatomique particulier sans affection morbide correspondant à la présence des particules charbonneuses (1).

Néanmoins je me demande si, lorsque ces poussières sont assez abondantes pour justifier le nom d'encombrement charbonneux des poumons que M. Riembault a donné à cet état, l'anémie ne vient pas fatalement compliquer la situation. Cette anémie est d'abord simplement fonctionnelle, puisque les échanges gazeux qui constituent les phénomènes chimiques de la respiration doivent se trouver gênés par la présence de corps étrangers venant barrer en quelque sorte le passage à l'arrivée d'une certaine quantité d'oxygène. Mais l'anémie ne doit pas tarder à devenir globulaire par suite de la persistance des troubles apportés aux fonctions régulières des hématies.

C'est là probablement que l'on risque de trouver

____

(1) Voir dans le *Lyon Médical* de cette année (1884), une série d'articles de M. le docteur Tripier, qui confirment ce que j'avais avancé depuis longtemps déjà, et ce que je répétais ici, sur le rôle peu important des poussières charbonneuses dans les maladies des voies respiratoires chez les houilleurs. *(Note du mois d'août 1884)*.

la seule raison d'existence d'une anémie des houilleurs ; mais cette anémie n'aurait de spécial que la
cause qui l'amène : la houille. Quant aux symptômes,
ils ne présentent aucune particularité qui puisse
permettre de créer une entité morbide nouvelle.

Je viens de signaler les principales et les plus fréquentes parmi les formes d'anémie que l'on peut
rencontrer chez les houilleurs. Je suis persuadé que
mes collègues, les médecins des mines où il existe-
rait encore des cas plus nombreux d'anémie, ne sau-
raient manquer d'en retrouver l'origine dans une
des causes que je viens de passer rapidement en
revue. — Je fais donc appel à leurs lumières, et
j'attends qu'ils viennent apporter de tous les côtés
des résultats identiques à ceux que, 7 à 8 ans après
mes premiers travaux, les médecins du Nord viennent de proclamer, par l'organe de M. Dransart.

APPENDICE

Sur la proposition de **M. Fayol**, de l'Industrie minérale (section du Centre), appuyée par **M. Gibon** et les
membres présents, la Société a décidé de publier, comme
annexe au mémoire du docteur Fabre, la communication de M. le docteur **Dransart**, à laquelle il est fait
allusion dans les pages qu'on vient de lire.

Cette note constitue un document important, qu'il a
paru bon de faire connaître au personnel des Houillères
par l'intermédiaire du *Bulletin de la Société de l'Industrie
Minérale*, puisqu'elle démontre, en exposant les résultats
d'une enquête scientifique, que, même dans la mère-patrie
de la légende de l'anémie des mineurs, on ne trouve propor-
tionnellement pas plus d'anémiques parmi les houilleurs
que dans le bassin de Commentry.

A notre tour, nous sommes heureux de pouvoir repro-
duire ces quelques pages.

DE L'ANÉMIE CHEZ LES MINEURS

Note communiquée au Congrès de La Rochelle par M. le docteur
Dransart (de Somain), Directeur de l'Institut ophtalmique des
mines d'Anzin. — (Séance du 25 Août 1882).

Depuis la fameuse épidémie d'Anzin, depuis les mé-
moires de Hallé sur l'anémie dite d'Anzin, on s'est plu à

considérer dans le public, et même aussi dans le monde médical, l'anémie comme une affection très commune chez les mineurs. Cette erreur était d'autant plus facile à entretenir, que le teint spécial du mineur donnait parfaitement le change aux observateurs superficiels.

Tout le monde sait, aujourd'hui, qu'une amélioration considérable s'est introduite et dans le travail et dans le bien-être de l'ouvrier mineur, bien que le teint de ce dernier reste toujours aussi pâle qu'auparavant. Si les travaux récents sont tous d'accord pour constater que la fréquence de l'anémie chez les mineurs est considérablement diminuée, le même accord n'existe pas au sujet de la nature même de l'anémie chez les mineurs.

Un ouvrage remarquable sous bien des rapports et justement récompensé par la Société de St-Etienne, l'ouvrage du docteur Manouvriez, de Valenciennes, enseigne avec l'autorité qui s'attache au nom de l'auteur, que l'anémie chez les mineurs est une affection *spéciale (sui generis)*, dont on distingue quatre formes. D'un autre côté, un des médecins qui travaillent avec le plus d'ardeur et de succès à la pathologie du mineur, le docteur Fabre, de Commentry, nie que l'anémie chez les mineurs soit une entité morbide spéciale. Il est intéressant que la science médicale soit fixée sur ce point, et c'est pour contribuer à élucider cette question, que j'apporte devant le Congrès le résultat de mes études.

FRÉQUENCE DE L'ANÉMIE CHEZ LES MINEURS

J'ai observé 110 cas d'anémie chez les mineurs, depuis neuf ans. Mon observation s'est faite sur une population de 25.000 mineurs environ. J'en conclus tout naturellement que, d'après mon observation, l'anémie est une affection relativement rare chez les mineurs.

J'ai fait une enquête auprès de mes confrères, médecins des Houillères du Nord et du Pas-de-Calais, au sujet de l'anémie chez les mineurs, mes excellents collègues de la Compagnie d'Anzin, les docteurs Canonne, Dorville, Copin, Castiaux, Carpentier, Tauchon, Dupas, Fauville, Lartisien, Martin ; le docteur Dertelle (de la Compagnie de Douchy) ; le docteur Blondel (des mines de Vicoigne) ; le docteur Buisson (des mines d'Aniche) ; mon homonyme, le docteur Dransart (des mines de Lescarpelle) ; le docteur Hustin (des mines de Fresnes-Midi) ; le docteur Thelliez (des mines d'Hénin-Liétard) ; Delattre (de Billy-Montigny); Brunelle (de Nœux); Neser (de Lens); Stenne (de Liévin) ; Demarquette (de Béthune) ; tous sont d'accord pour reconnaître que l'anémie est relativement rare chez l'ouvrier mineur du Nord et du Pas-de-Calais.

L'anémie, pour traduire l'opinion de mes honorables confrères et la mienne, n'est pas plus fréquente chez les houilleurs que chez les autres ouvriers appartenant à n'importe quelle industrie.

SÉMÉIOLOGIE

Y a-t-il une anémie spéciale chez les mineurs ?

A cette question, tous mes confrères ont répondu négativement. Pour ma part, je dois déclarer que toutes les observations que j'ai prises s'inscrivent en faux contre la création de cette anémie spéciale aux mineurs. Il y a des mineurs anémiques, mais il n'y a pas *une anémie des mineurs*. Chez les 110 mineurs que j'ai observés, j'ai rencontré les symptômes ordinaires de l'anémie : des battements de cœur, du bruit de souffle dans les vaisseaux du cou,

dans tous les cas de l'essoufflement facile, quelques
troubles digestifs et nerveux variant avec les sujets, de la
parésie d'accomodation. Je n'ai jamais constaté de lésions
du fond de l'œil attribuables à l'anémie.

Beaucoup de ces mineurs anémiques ne ressentaient
aucun malaise, et le bruit de souffle seul permettait de
constater leur état général. Chez quatre sujets seulement
l'anémie était prononcée au point de rendre le travail
impossible par suite de l'affaiblissement général.

Donc la séméiologie se refuse à admettre une anémie
spéciale au mineur, du moins dans la région du Nord.

ÉTIOLOGIE ET PATHOGÉNIE

Les causes de l'anémie chez les mineurs sont les mê-
mes qui produisent l'anémie chez les autres ouvriers. Ce
n'est qu'exceptionnellement qu'il faut incriminer le milieu dans lequel les mineurs travaillent. En général toutes
les galeries sont actuellement bien aérées, et Fabre, de
Commentry, a prouvé que le milieu, l'air des mines, ne
doit pas être mis en cause, puisque les numérations de
globules, faites sur les chevaux qui vivent au fond depuis
des années, a donné à cet auteur des résultats identiques
à celles faites sur les chevaux du jour. Mais, moi-même,
j'ai fait en 1879, avec mon ami le docteur Comte, des numérations de globules chez les mineurs, qui concordent
avec celles de Fabre. Le teint spécial des mineurs n'est
pas dû à l'anémie, mais bien à l'absence de hâle, par la
privation de lumière solaire.

ANOXHÉMIE

Dans certains *cas exceptionnels*, l'anémie est le résultat
du milieu dans lequel le mineur a travaillé, cela se voit

quand le mineur travaille longtemps dans les galeries en cul-de-sac ne communiquant pas avec les autres galeries. Ici l'aération manque. Il y a, de plus, désoxygénation de l'air par la houille (absorption de l'oxygène par la houille, expériences de M. Fayol, ingénieur en chef des mines de Commentry et de Montvicq), désoxygénation qui n'est pas compensée par une bonne ventilation. Il se produit ce que Fabre a appelé l'anoxhémie, anoxhémie qui engendre l'anémie chez le mineur, comme elle l'engendre chez tous les ouvriers qui respirent un air confiné. L'anémie par anoxhémie est rare chez les mineurs de notre pays, je ne l'ai rencontrée que deux fois sur 110 cas observés. Cette cause d'anémie chez les mineurs peut disparaître facilement, à la condition de remplacer souvent les brigades d'ouvriers que l'on emploie dans ces galeries en cul-de-sac.

HELMINTHIASE

L'anémie helminthiasique par ankylostome duodénal, existe-t-elle chez les mineurs ?

Perroncito et Lesage ont cru d'abord que l'ankylostome était le seul facteur de l'anémie chez les mineurs. Lesage, de Lille, a abandonné cette opinion depuis qu'il a trouvé des mineurs anémiques sans ankylostomes (communication orale). J'ai examiné avec Lesage des mineurs anémiques chez lesquels nous n'avons pas trouvé l'ankylostome. Sur six mineurs anémiques, que j'ai examinés depuis trois semaines, je n'ai rencontré que deux fois l'ankylostome duodénal. De plus, il y avait si peu d'helminthes dans les selles, que je suis disposé à attribuer à une toute autre cause l'anémie constatée chez ces deux mineurs. Chez l'un deux, j'ai rencontré en même temps l'anguillule intestinale. Lesage, tout en reconnaissant que l'anémie chez les mineurs n'est pas une maladie spéciale et qu'elle peut être produite par divers facteurs, estime que l'helminthiase ankylostomique peut engendrer de véritables foyers d'épidémie d'anémie chez les mineurs (communication écrite que j'ai transmise à la Société médico-scientifique du Pas-de-Calais). Il résulte des recherches que j'ai faites, de celles faites par Riembault et autres, qu'il faut être très circonspect au sujet de l'anémie helminthiasique chez les houilleurs. Jusqu'à plus amples recherches, nous croirons que l'ankylostome peut se rencontrer chez les houilleurs comme il se voit chez les ouvriers du Saint-Gothard, comme il se voit partout : je l'ai rencontré dans les selles de l'un de mes employés et Lesage l'a vu dans les selles d'une femme de Fresnes, seulement nous attendrons le résultat des recherches nouvelles pour savoir quelle part il faut lui attribuer dans l'anémie que l'on voit chez les mineurs.

CONCLUSIONS

Il résulte de mon observation personnelle et de celles de la grande majorité des médecins houilleurs du Nord et du Pas-de-Calais :

1º. Que l'anémie n'est pas plus fréquente chez les houilleurs que chez les ouvriers des autres industries.

2º Que l'anémie chez les mineurs est absolument identique à l'anémie qui se voit partout, et que, par conséquent, il n'existe pas une anémie spéciale dite anémie des mineurs.

3º Que l'anémie chez les mineurs, n'a pas une étiologie spéciale professionnelle, qu'exceptionnellement (deux fois sur cent d'après mon observation), l'air des mines peut être incriminé et cela dans le travail de galeries en cul-de-sac où la désoxygénation de l'air entraîne l'anoxhémie; et, qu'enfin, tout en admettant la possibilité de l'anémie helminthiasique chez les mineurs, il y a lieu de faire bien des réserves sur la fréquence de cette anémie et d'attendre les résultats de l'observation d'un grand nombre de faits.

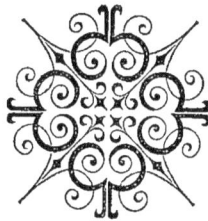

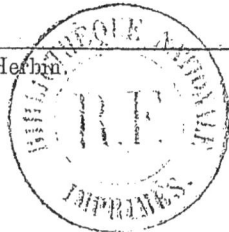